Waltz Questions & Answers
for Ballroom examinations (ISTD syllabus)
ISTD 협회 자격증 시험에 관한 질문과 해답
▷ 왈츠 ◁

Associate, Licentiate and Fellow
어소시에이트, 라이센시에이트와 펠로우

Devised by Elizabeth Romain
(Fellow and Examiner
& Grand Member of the Imperial Society of Teachers of Dancing)
지음 / 엘리자베스 로메인 (영국 황실 무용 교사 협회 고문 & 펠로우)
옮김 / 권 순 정, 이 하 얀, 김 재 호.

본 Questions & Answers 시리즈는
영국 DSI (Dance Sport International)와 정음미디어 간의
라이센스 계약에 의해서 발간되고 있습니다.
본 시리즈에 대한 한국 내 모든 권리는
정음미디어/DSI Korea에 있습니다.

All right reserved by JyungEum Co. in Korea

FOREWORD IMPORTANT - PLEASE READ

How to use your "Questions & Answers" book -

You will undoubtedly be working for your Examination under the watchful eye of an experienced teacher, who will be guiding you in your studies and methods of presentation. When you have covered the Syllabus and are fairly confident in the technical analysis of each figure, take this book and go through the questions systematically, not peeping at the answers of course, until you have made an attempt at answering the questions yourself. A tape recorder is a useful asset in this respect ; record your answer and then play it back, comparing it with that given in this book. Alternatively you may be lucky enough to have a member of the family or a friend who will hold the book for you and ask the questions. Try not to use abbreviations verbally other than 'CBM' and 'CBMP'.

The questions are all of the type that have been asked by Examiners in the examination room and will give you a good idea of how the examination is conducted. If you know your technique thoroughly they will cause no problems.

It is necessary for the Licentiate candidate to study both the Associate and Licentiate questions. Candidates for the Fellowship examination should study the whole book.

Always remember the Examiner is endeavouring to find out how much you know, and is not trying to trick you.

Good luck in your examination.

ELIZABETH ROMAIN

서문

"질문과 해답" 이 책을 사용하는 방법 -

여러분의 확실한 시험공부를 위해, 경험 많은 선생님이 주의를 기울여 학습 방법과 시험방법을 소개해 주실 겁니다. 여러분이 교과과정 전체를 파악하고 각 피겨의 기술적인 분석에까지 확신이 섰을 때, 각 과정의 답을 엿보지 않고도 스스로의 질문에 대답할 수 있도록 체계적으로 질문을 검토하세요. 이점에 있어서는 녹음기가 유용하게 이용될 것입니다 ; 자신의 대답을 녹음한 후, 이 책에 주어진 해답과 비교하며 다시 들어보세요. 이 외의 다른 방법으로 친구나 가족에게 책을 주고, 여러분에게 질문을 하게 하는 것도 좋은 방법입니다. 'CBM'과 'CBMP'를 제외한 다른 용어들을 말로 할 때 약어를 사용하지 않도록 노력하기 바랍니다.

이 책의 질문들은 시험장에서 시험관이 하는 모든 형태의 질문들입니다. 그러므로 여러분은 시험이 어떻게 진행되는지를 알게 될 것입니다. 만약 여러분이 기술을 완전히 알고 있다면 별 문제는 없을 겁니다.

라이센시에이트 응시자는 어쇼시에이트와 라이센시에

이트 질문들을 모두 공부하는 것이 필요 합니다. 펠로우 응시자들은 책 전체를 반드시 공부해야 합니다.

  시험관은 당신이 얼마나 많은 것을 알고 있는지를 파악하려고 노력합니다. 그리고 여러분을 함정에 빠뜨리려고 하지 않는다는 것을 잊지 마십시오.

  당신의 시험에 행운이 깃들길….

                            엘리자베스 로메인

번역을 마치고

이 책의 질문과 대답 하나 하나에는 수 십 년 동안의 춤에 대한
경험과 노하우가 스며들어 있다.
ISTD 교과서를 공부 할 때, 또 ISTD 지도자 자격시험을 볼 때,
아니면 댄스스포츠의 이론에 대한 궁금증을 풀려고 할 때,
이 책은 여러분 곁에서 친절하게 도와줄
댄스 스포츠의 최고의 고수다.
또한
댄스스포츠는 즉흥적인 기분에 맞춰 자유롭게 추는 그런 춤이
아니라 열정과 끼를 절제된 형식 속에 담아내는 춤이다.
그래서 어떻게 춰야 하는가와 왜? 그렇게 춰야 하는가에 대한
명쾌한 해답이 있어야 한다.
이 책은 이런 의문에 대한 만족스러운 답을 줄 것이다.
어려운 여건에서도 댄스스포츠를
체계적으로 공부하려고 하는 무도인들을 위해서
이 책의 발간을 결정하신 정음통상 임정배 사장님께 감사드린다.
그리고, 이 책의 번역을 도와준
부산 배지영님, 대구 영남 대학교 이정옥님께도 감사드린다.

2006년 12월
권 순 정, 이 하 얀, 김 재 호

CONTENTS

제 1 장 ASSOCIATE 어소시에이트　　　　　　　11

제 2 장 LICENTIATE 라이센시에이트　　　　　　57

제 3 장 FELLOW 펠로우　　　　　　　　　　　81

제 1 장 ASSOCIATE
어소시에이트

Q.1 What are time and tempo?

Time is the number of beats to a bar or measure of music.

Tempo is the speed at which the music is played.(The number of bars or measures per minute)

Q.1 타임과 템포는 무엇인가?

타임은 한 마디(소절)에 들어가는 박자 수를 말한다.

템포는 음악이 연주되는 속도이다.(분당 연주되는 마디(소절)의 수)

Q.2 Dance, as Man, the Natural Turn, RF Closed Change, Reverse Turn and LF Closed Change, saying the Sway.

(Dance the amalgamation with accuracy and a good feeling for the dance, keeping a steady rhythm, as if dancing to the music).

As you dance, say, with rhythm in your voice,

  "Straight, Right, Right, Straight, Left, Left, Straight, Right, Right, Straight, Left, Left, Straight, Right, Right, Straight, Left, Left." (Use this method for any amalgamation where sway has been requested)

Q.2 남자로 내추럴 턴, 오른발 클로즈드 체인지, 리버스 턴, 왼발 클로즈드 체인지를 스웨이를 말하면서 추시오.

(정확하게 그리고 춤에 대해 좋은 느낌으로 안정된 리듬을 유지하면서 마치 음악에 맞춰 추는 것처럼 주어진 아말가메이션을 추시오)

춤출 때에는, 리듬감 있는 목소리로, "똑바로, 오른쪽, 오른쪽, 똑바로, 왼쪽, 왼쪽, 똑바로, 오른쪽, 오른쪽, 똑바로, 왼쪽, 왼쪽, 똑바로, 오른쪽, 오른쪽, 똑바로, 왼쪽, 왼쪽"이라고 말한다.(스웨이를 요구하는 모든 아말가메이션에서는 이 방법을 사용한다.)

Q.3 What type of Rise and Fall is used in the Waltz?

Normally a gradual rise. For example Commence to rise at the end of, '1', continue to rise on '2' and '3', lower at the end of '3'

Q.3 왈츠에는 어떤 종류의 라이즈와 폴이 사용되는가?
보통 점차적인 라이즈가 사용된다. 예를 들어, 스텝 '1'의 끝부분에서 라이즈를 시작해 스텝 '2'와 '3'에서 계속하며, 스텝 '3'의 끝부분에서 로워한다.

> ※ 참고 : 로워란?
> 마루위로 들어 올려져있던 힐이 마루로 낮아지는 상태를 로워(lower)라고 한다.

Q.4   What may follow the Natural Turn?
　　　A RF Closed Change. 1-3 Natural Turn ended backing centre into an Outside Change making 1/8 turn. When danced near a corner and ended facing DW, follow with any Natural figure

Q.4   내추럴 턴의 후행피겨로 어떤 것이 있는가?
　　　오른발 클로즈드 체인지. 내추럴 턴의 스텝 1~3을 센터를 등지고 끝낸 후, 1/8회전을 하면서 아웃사이드 체인지를 한다. 코너 가까이에서 DW를 향하여 끝낼 때, 모든 종류의 내추럴 피겨가 이어질 수 있다.

Q.5   What do you understand by the term "No foot rise"?
　　　It means there is elevation felt in the body and legs while the heel remains in contact with the floor

Q.5 "노 풋 라이즈"를 어떻게 이해하고 있는가?

힐이 마루와 접촉을 하고 있는 동안 몸과 다리에서 느끼는 엘리베이션을 뜻한다.

> ※ 참고 : 엘리베이션이란?
> 몸을 강하게 위로 뻗어 늘이는 상태를 말한다.

Q.6 On which type of step does this occur?

At the end of a backward step on the inside of most turns, where there is a rise or a commencement of rise at the end of the step

Q.6 어떤 종류의 스텝에서 이것이 일어나는가?

대부분 턴의 안쪽에서 하는 백워드 스텝의 마지막에서 일어난다. 이 때 라이즈가 있거나, 스텝의 마지막에서 라이즈가 시작된다.

> ※ 참고 : 라이즈란?
> 몸, 다리와 발을 통하여 진행되는 엘리베이션을 말한다. 폴(fall)은 몸, 다리와 발을 통하여 진행되는 로워링(lowering)을 말한다.

Q.7 **Give three** alignments **for the** Natural Spin Turn

It can be commenced facing DW on the side of the room and ended backing DC, or underturned to back DC against LOD, or it may be commenced facing DW at a corner and ended backing DC of new LOD(F). The Natural Spin Turn may be overturned to end backing LOD to follow with the Turning Lock to Right

Q.7 내추럴 스핀 턴의 **3**가지 얼라인먼트를 말하시오.
방의 한쪽 면에서 DW를 보고 시작하여 DC를 등지고 끝낸다. 또는 언더턴을 하여 역LOD로 DC를 등지고 끝낸다. 또는 코너에서 DW를 보고 시작하여 새로운 LOD의 DC를 등지고 끝낸다(F). 내추럴 스핀 턴을 오버턴으로 하여 LOD를 등지며 끝내고 이어서 터닝 락 투 라이트를 춘다.

※ 참고 : 언더턴이란?
규정된 정상턴보다 덜 도는 것을 말한다. 오버턴이란 규정된 정상턴보다 더 도는 것을 말한다.

※ 참고 : **(F)란?**
펠로우 단계를 말한다. ISTD(영국황실무용교육협회)에선 프로댄스 교사의 등급을 (ST)Student-teacher, (A)Associate, (L)Licentiate, (F)Fellow로 나누고 각 등급별로 교육내용과 시험수준을 달리 하고 있다.

Q.8 How much turn is made on step 4 of the Natural Spin Turn(the pivot) when it is danced at a corner?
3/8 to the Right

Q.8 코너에서 출 때, 내추럴 스핀 턴(더 피봇) 스텝 4의 턴량은 얼마나 되는가?
오른쪽으로 3/8

Q.9 What is the technical name for step 4 of the Natural Spin Turn?
A Natural Pivot(**Man**) ; Natural pivoting action(**Lady**)

Q.9 내추럴 스핀 턴 스텝 4의 기술용어는 무엇인가?
내추럴 피봇(남자) ; 내추럴 피봇팅 동작(여자)

Q.10 What is the difference between a Natural Pivot **and a** pivoting action?

On a Natural Pivot the Man will turn into CBMP and retain it ; on the pivoting action the Lady will achieve CBMP momentarily and lose it again almost immediately

Q.10 내추럴 피봇과 피봇팅 동작의 차이점은 무엇인가?

내추럴 피봇에서는 남자가 턴을 하여 CBMP 상태가 된다. ; 내추럴 피봇팅 동작에서는 여자가 순간적으로 CBMP 상태를 얻은 후, 곧바로 CBMP 상태를 잃어버린다.

※ 참고 : **CBMP 란?**
Q.22번 참조.

Q.11 Which is the most common ending to the Natural Spin Turn?

4.5.6. of the Reverse Turn

Q.11 어느 것이 내추럴 스핀 턴의 가장 평범한 마무리인가?

리버스 턴의 스텝4, 5, 6

Q.12 **Give three finishing alignments for this ending and a different follow the each.**

1) End facing DW   Follow with a Whisk
2) End facing LOD   Follow with a Double Reverse Spin
3) End facing DC   (After the underturned Natural Spin Turn on side of room) Follow with a Reverse Turn

(The follows given are just examples. There are other Follows)

Q.12 이 마무리에 대한 3가지의 얼라인먼트를 말하고 각 후행피겨를 말하시오.

1) DW를 보고 끝낸다.   휘스크.
2) LOD를 보고 끝낸다. 더블 리버스 스핀.
3) DC를 보고 끝낸다.   (방의 한쪽 면에서 언더턴 내추럴 스핀 턴을 한 후에) 리버스 턴.

(이 후행피겨들은 단지 예시일 뿐이다. 다른 후행피겨를 취도 된다.)

Q.13 When the Lady commences to move her RF for the brush on step 6 of the Natural Spin Turn which part of her foot should be in contact with the floor?

The toe RF.(This is often asked if shown incorrectly. Remember the rise is taken from the ball of the LF and that a brush is ungraceful if commenced with the right heel in contact with the floor and the right toe released)

Q.13 여자가 내추럴 스핀 턴의 스텝 6에서 브러쉬를 하기 위해 오른발을 움직이기 시작할 때, 발의 어느 부분이 마루에 접촉해 있어야 하는가?

오른발의 토.(부정확하게 동작을 보여줬을 때, 흔히 이러한 질문을 받게 된다. 라이즈는 왼발의 볼에서부터 하는 것을 잊지 마시오. 그리고 만약에 오른발 힐이 마루에 접촉해 있고, 오른발 토가 마루에서 떨어져 있는 상태에서 브러쉬가 시작되면 우아하지 않다는 것을 기억하시오.)

※ 참고 : 브러쉬란?
한쪽 발이 다른 발을 가볍게 스치는 것을 말한다.

Q.14 Is Sway used on 4.5.6. of the Natural Spin Turn?

No ; because of the speed of turn. To sway would cause a loss of balance

Q.14 내추럴 스핀 턴의 스텝 4,5,6에서 스웨이가 사용되는가?

아니오 ; 턴의 속도 때문에 스웨이를 하게 되면 균형을 잃는다.

Q.15 Give the CBM on the Natural Spin Turn as Man and Lady

Man uses CBM on steps 1,4 and 5 ; Lady on steps 1 and 4

Q.15 내추럴 스핀 턴에서 남자와 여자의 CBM을 말하시오.

남자는 스텝 1,4,5에서 CBM을 사용하고 ; 여자는 스텝 1,4.

Q.16 Why does the Lady not have CBM on step 5 with the Man?

Because her 5th step is taken back and slightly to side, (CBM only occurs on straight forward or backward steps)

Q.16 왜 여자는 남자처럼 스텝 5에서 **CBM**을 하지 않는가?

여자의 다섯 번째 스텝은 뒤로 그리고 조금 옆으로 놓기 때문이다.(CBM은 똑바로 전진하거나 후진하는 스텝에서만 일어난다.)

Q.17 **What may precede the** Outside Change?
  1-3 of Natural Turn, ended backing DC ; 1-3 of Reverse Corte danced near a corner to end facing DW of new LOD
(L) Progressive Chasse to Right when ended backing DC ; Cross Hesitation near a corner ; (The Outside Change is also part of the Basic Weave and the Weave from PP)
(F) Left Whisk ; Hover Corte.(The Outside Change may be ended facing DC and followed by a Closed Wing)

Q.17 아웃사이드 체인지의 선행피겨는 무엇인가?
  DC를 등지고 끝내는 내추럴 턴의 스텝 1~3 ; 코너 근처에서 새로운 LOD의 DW을 바라보고 끝내는 리버스 코르테의 스텝 1~3
(L) DC를 등지고 끝날 때 프로그래시브 샤세 투 라이트. ; 코너 근처에서 크로스 헤지테이션 ; (아웃사이드

체인지는 또한 베이직 위브와 위브 프롬 피피의 일부분이기도 하다.)
(F) 레프트 휘스크 ; 호버 코르테.(아웃사이드 체인지를 DC를 보고 끝내고, 이어서 클로즈드 윙을 출 수도 있다.)

Q.18 Is the first step of the Outside Change always danced with partner in line?

No ; only when it is preceded by 1-3 of the Natural Turn. In every other instance it is danced in CBMP with Lady outside

Q.18 아웃사이드 체인지 첫 번째 스텝은 항상 파트너와 일직선 상태에서 추나요?

아니오 ; 내추럴 턴의 스텝 1~3이 선행할 때만 그렇다. 다른 모든 경우에는 여자가 남자의 바깥쪽에 있는 상태에서 CBMP로 춘다.

Q.19 How can you end 1-3 of Natural Turn backing DC to follow with the Outside Change?

By making only a 1/4 turn instead of 3/8, or by commencing the Natural Turn facing LOD and using the normal 3/8 turn

Q.19 후행피겨로 아웃사이드 체인지를 하려면 DC를 등지고 끝나는 내추럴 턴의 스텝 1~3은 어떻게 끝내야 하는가?

3/8 턴하는 대신 1/4 턴만 한다. 또는 LOD를 보고 내추럴 턴을 시작해서 정상적인 3/8 턴을 한다.

Q.20 What would precede the latter?

A LF Closed Change curved slightly to the left to face LOD or a Natural Turn at a corner, underturning 4-6 (1/4) to face new LOD, then continue into 1-3 of Natural Turn to back DC. Another entry would be the Reverse Corte making 5/8 turn to left and 4-6 Natural Turn making 1/8 turn to end facing LOD. (L&F) Cross Hesitation ended facing DC and 4-6 Natural Turn to face LOD

Q.20 후자(LOD를 보고 내추럴 턴을 시작해서 정상적인 3/8 턴)의 선행피겨는 무엇인가?

약간 왼쪽으로 곡선을 그리면서 LOD를 보고 끝나는 왼발 클로즈드 체인지. 또는 코너에서 내추럴 턴의 스텝4~6에서 언더턴(1/4)을 하여 새로운 LOD를 본 다음에 내추럴 턴의 스텝 1~3을 하여 DC를 등지고 끝나는 방법. 또 다른 도입 방법으로는 왼쪽으로 5/8턴을 하면서 추는 리버스 코르테. 그리고 1/8턴을 하여 LOD를 보며 끝나는 내추럴 턴의 스텝 4~6(L&F). DC를 보면서 끝내는 크로스 헤지테이션 그리고 LOD를 향하는 내추럴 턴의 스텝 4~6.

Q.21 What is unusual about step 1 of Natural Turn when it follows the Outside Change?

The last step of the Outside Change becomes the first step of the Natural Turn and it is taken outside partner in CBMP

Q.21 아웃사이드 체인지의 후행피겨로 내추럴 턴을 출 때, 내추럴 턴의 스텝 1에서 이상한 점은 무엇인가?

아웃사이드 체인지의 마지막 스텝이 내추럴 턴의 첫 번째 스텝이 된다. 그리고 이 스텝은 아웃사이드 파트너 자세에서 CBMP로 딛는다.

※ 참고 : 아웃사이드 파트너 란?
파트너의 오른쪽 옆의 바깥쪽으로 스텝을 하는 상태.

Q.22 What is CBMP (Contra Body Movement Position)?
It is a foot position where the step is taken 'across' the body, either forward or back, in line with the other foot, and it has the appearance of having used CBM

Q.22 CBMP(콘트라 바디 무브먼트 포지션)란 무엇인가?
한 발을 다른 발의 일직선상에 앞으로 또는 뒤로 몸을 '가로질러' 딛는 풋 포지션을 말한다. 그리고 이것은 이미 CBM의 모양을 갖추고 있다.

> ※ 참고 : **CBM(콘트라 바디 무브먼트)란?**
> 예를 들어, 왼발을 오른발 앞으로 딛을 때 오른쪽 어깨가 앞으로 나아가면서 허리를 중심으로 상체와 하체가 꼬여지는 상태를 말한다. 왼발을 오른발 뒤로 놓거나 발을 바꾸어 하는 경우도 마찬가지이다.

Q.23 Why is CBMP used on outside steps?
Because the feet are on one 'track' instead of two, thus creating a better body line with partner. (The 'thin' look rather than the 'wide' look)

Q.23   아웃사이드 스텝에서 CBMP가 사용되는 이유가 무엇인가?

두 발이 2개의 트랙 대신에 하나의 트랙에 있으므로 파트너와 더 좋은 신체 라인을 만들기 때문이다.('넓게' 보이기보다 오히려 얇게 보인다.)

※ 참고 : 트랙이란?
발이 이동하는 길을 말한다.

Q.24   Why is there no continuation of rise on step 3 of the Outside Change?

Because the feet are apart. (Rise can only be continued on the third step when the feet are 'closing' under the body)

Q.24   아웃사이드 체인지의 스텝 3에서 왜 라이즈가 계속되지 않나?

두 발이 떨어져 있기 때문이다.(라이즈는 두 발이 언더 더 바디에서 '모아지는' 세 번째 스텝에서만 계속될 수 있다.)

※ 참고 : 언더 더 바디란?
 몸 밖으로 벌어져 있던 발을 체중의 중심이 있는 발 옆으로 모은 상태를 말한다.

Q.25 What is the practical use of the Hesitation Change?

It is a quick way of changing from a Natural Turning movement to a Reverse

Q.25 헤지테이션 체인지는 실제로 어떻게 쓰이는가?
　　오른쪽으로 턴을 하는 동작에서 왼쪽으로 턴하는 동작으로 신속하게 바꾸는 방법으로 쓰인다.

Q.26 Can the Hesitation Change be used as a corner figure?

Yes, in which case 1/8 turn could be made on the heel pull to end facing diagonally to the centre of the new LOD, or a 1/4 turn to face the new LOD. The normal 3/8 could still be made to face DW of new LOD

Q.26 헤지테이션 체인지를 코너에서 추는 피겨로 사용할 수 있는가?
네. 이 경우에 힐 풀로 1/8 턴을 하여 새로운 LOD의 DC를 보며 끝낸다. 또는 1/4 턴을 하여 새로운 LOD를 보며 끝낸다. 정상적인 3/8 턴을 하여 새로운 LOD의 DW를 보고 끝낸다.

Q.27 What is unusual about the Lady's turn on the second half of this figure?

The Lady will complete 3/8 turn between 4 and 5. (Normally, when on the outside of the turn, the turn is divided)

Q.27 이 피겨의 두 번째 부분에서 여자의 턴에 있어 특이한 점은 무엇인가?

여자가 스텝 4와 5 사이에서 3/8 턴을 완전히 한다.(일반적으로 바깥쪽에서 턴을 할 때 턴은 나누어진다.)

Q.28 What is the reason for this?

    It is caused by the strong body turn of the Man as he dances the Heel Pull

Q.28 그 이유는 무엇인가?

    남자가 힐 풀을 할 때, 강한 몸의 턴이 일어나기 때문이다.

Q.29 Dance, as Lady, the Hesitation Change and then, as soon as possible, the Reverse Corte.

When showing this amalgamation remember to dance steps 1-3 of the Reverse Turn before the Reverse Corte ; it is very easy to make the mistake of stepping back into the man's steps of the Reverse Corte immediately after the Hesitation

Q.29 여자로 헤지테이션 체인지를 춘 다음, 가능한 한 빨리 리버스 코르테를 추시오.

이 아말가메이션을 보여줄 때, 리버스 코르테를 하기 전에 리버스 턴의 스텝 1~3을 추는 것을 잊지 마시오. ; 그 이유는 헤지테이션을 추고 난 직후 리버스 코르테의 남자 스텝을 후진하는 실수를 하기 쉽기 때문이다.

Q.30 What may precede the Reverse Corte?
1-3 of Reverse Turn ; Natural Spin Turn ; Closed Impetus. (L & F) Underturned Outside Spin

Q.30 리버스 코르테의 선행피겨는 무엇인가?
리버스 턴의 스텝 1~3 ; 내추럴 스핀 턴 ; 클로즈드 임피터스. (L&F) 언더턴 아웃사이드 스핀

Q.31 **Give four amounts of turn that may be used on the** Reverse Corte **as Man.**

From backing Line of Dance - 3/8, 1/2 or 5/8 to left
From backing DC - 1/4 to left(1/2 to left could be used from this alignment)

Q.31 남자로 리버스 코르테를 할 때, 사용할 수 있는 **4가지 턴량을 말하시오.**

LOD를 등지고 시작해서 - 왼쪽으로 3/8, 1/2 또는 5/8
DC를 등지고 시작해서 - 왼쪽으로 1/4(이 얼라인먼트에서는 왼쪽으로 1/2 턴을 할 수 있다.)

Q.32 **Do the Man and Lady use the same type of rise of the** Reverse Corte?

No. The Man will rise on '2', then up on '3', lower at end of '3'; while the Lady will use the normal Waltz rise of 'commence, continue, continue'

Q.32 리버스 코르테에서 남자와 여자는 똑같은 형태의 라이즈를 사용하는가?

아니오. 남자는 스텝 '2'에서 라이즈, 그 다음 스텝 '3'에서 업, 스텝 '3의 끝에서 로워한다.; 반면에 여자는 '시작, 계속, 계속' 하는 왈츠의 정상 라이즈를 사용한다.

Q.33 What may follow steps 1-3 of the Reverse Corte?

4-6 Natural Turn ; Back Whisk ; if near a corner the Outside Change to end facing DW of the new LOD. When Reverse Corte is ended backing DW follow with Closed Impetus or Back Lock
(L&F) Open Impetus ; Outside Spin

Q.33 리버스 코르테의 스텝 1~3의 후행피겨는 무엇인가?

내추럴 턴의 스텝 4~6 ; 백 휘스크 ; 만약에 코너 근처라면 새로운 LOD의 DW를 보고 끝나는 아웃사이드 체인지. 리버스 코르테가 DW를 등지고 끝날 때는 클로즈드 임피터스 또는 백 락을 춘다.
(L&F) 오픈 임피터스 ; 아웃사이드 스핀

Q.34 How much turn may be made on the Double Reverse Spin?

3/4 ; 7/8 or a complete turn to the Left

Q.34 더블 리버스 스핀에서 턴량은 얼마인가?

3/4 ; 왼쪽으로 7/8 또는 1회전

Q.35 Give the amount of turn on each of these, first as Man, and then as Lady.

1) 3/4   MAN   1/4 between '1' and '2'
                 1/2 between '2' and '3'
          OR   3/8 between '1' and '2'
                 3/8 between '2' and '3'
          LADY   3/8 between '1' and '2'
                 1/4 between '2' and '3'
                 1/8 between '3' and '4'

2) 7/8   MAN   3/8 between '1' and '2'
                 1/2 between '2' and '3'
          LADY   1/2 between '1' and '2'
                 1/4 between '2' and '3'
                 1/8 between '3' and '4'

3) 1 Turn MAN   3/8 between '1' and '2'
                 5/8 between '2' and '3'
          LADY   1/2 between '1' and '2'
                 3/8 between '2' and '3'
                 1/8 between '3' and '4'

Q.35 각각의 턴량을 처음에는 남자, 그 다음에는 여자로 말하시오.

1) 3/4   *남자*   스텝 '1'과 '2' 사이에서 1/4,
                     스텝 '2'와 '3' 사이에서 1/2
        또는   스텝 '1'과 '2' 사이에서 3/8,
                     스텝 '2'와 '3' 사이에서 3/8
        여자   스텝 '1'과 '2' 사이에서 3/8,
                     스텝 '2'와 '3' 사이에서 1/4,
                     스텝 '3'과 '4' 사이에서 1/8

2) 7/8   *남자*   스텝 '1'과 '2' 사이에서 3/8,
                     스텝 '2'와 '3' 사이에서 1/2
        여자   스텝 '1'과 '2' 사이에서 1/2,
                     스텝 '2'와 '3' 사이에서 1/4,
                     스텝 '3'과 '4' 사이에서 1/8

3) 1회전   *남자*   스텝 '1'과 '2' 사이에서 3/8,
                     스텝 '2'와 '3' 사이에서 5/8
        여자   스텝 '1'과 '2' 사이에서 1/2,
                     스텝 '2'와 '3' 사이에서 3/8,
                     스텝 '3'과 '4' 사이에서 1/8

Q.36 **Give the commencing and finishing alignments for the different amounts of turn that may be used on the** Double Reverse Spin

1) 3/4turn　　　Commence facing DC　　End facing DW

2) 7/8turn　(a) Commence facing DC　　End facing LOD
　　　　　　(b) Commence facing LOD　End facing DW

3) 1turn　(a) Commence and end facing DC
　　　　　(b) Commence and end facing LOD
　　　　　(c) Commence and end facing DW

Q.36 더블 리버스 스핀에서 사용할 수 있는 여러 가지 턴량에 대한 시작과 마무리 얼라인먼트를 말하시오.

1) 3/4턴　　　DC를 보고 시작하여 DW를 보고 끝낸다.

2) 7/8턴　(a) DC를 보고 시작하여 LOD를 보고 끝낸다.
　　　　　(b) LOD를 보고 시작하여 DW를 보고 끝낸다.

3) 1회전　(a) DC를 보고 시작하고 DC를 보고 끝낸다.
　　　　　(b) LOD를 보고 시작하고 LOD를 보고 끝낸다.
　　　　　(c) DW를 보고 시작하고 DW를 보고 끝낸다.

Q.37 Give a different precede and follow to the three alignments from which you may dance a complete turn

1) Commenced and ended facing DC.
   Example Precede - RF Closed Change. Follow - Reverse Turn
2) Commenced and ended facing LOD.
   Example Precede - Natural Spin Turn and a Reverse Pivot ended facing LOD, Follow - 1-3 Reverse Trun to back DW into Basic Weave
3) Commenced and ended facing DW.
   Example Precede - Reverse Turn Follow - Whisk

Q.37 1회전을 하는 3가지 얼라인먼트의 선행피겨와 후행피겨를 말하시오.

1) DC를 보고 시작하고 DC를 보고 끝낸다.
   선행피겨의 예- 오른발 클로우즈드 체인지. 후행피겨- 리버스 턴
2) LOD를 보고 시작하고 LOD를 보고 끝낸다.
   선행피겨의 예- 내추럴 스핀 턴 그리고 LOD를 보고 끝내는 리버스 피봇, 후행피겨- DW를 등지고 끝나 '베이직 위브로 들어가는 리버스 턴 스텝 1~3.
3) DW를 보고 시작하고 DW를 보고 끝낸다.
   선행피겨의 예- 리버스 턴, 후행피겨- 휘스크.

Q.38 **Dance a** Natural Spin Turn **followed by a** Reverse Pivot **giving the alignment throughout.**

(Dance accurately as you give the alignment and take special note of the alignment of the Reverse Pivot taken after the Natural Spin Turn).

Say "1 Facing DW ; 2 Backing DC ; 3 Backing LOD ; 4 Down LOD, toe turning in ; 5 Facing LOD ; 6 Backing DC ; 7 To centre, toe turned in"

Q.38 내추럴 스핀 턴의 후행피겨로 리버스 피봇을 추면서 처음부터 끝까지 얼라인먼트를 말하시오.

(얼라인먼트를 말하면서 정확하게 추시오. 그리고 내추럴 스핀 턴 다음 리버스 피봇의 얼라인먼트에 특히 유의하시오.)

"스텝 1 DW를 본다. ; 스텝 2 DC를 등진다. ; 스텝 3 LOD를 등진다. ; 스텝 4 LOD 따라가면서 토 턴 인 한다. ; 스텝 5 LOD를 본다. ; 스텝 6 DC를 등진다. ; 스텝 7 중앙을 향해서 토 턴 인 한다." 이라고 말하시오.

※ 참고 : 토 턴 인이란?
두 발을 나란히 하면 페러렐(parallel)이라고 하고, 페러렐 상태에서 두 발의 토가 바깥으로 벌어지면 토 턴 아웃(toe turned out)이라고 하며 두 발의 토가 안쪽으로 모아지면 토 턴 인(toe turned in)이라고 한다.

Q.39　What is the timing of the Reverse Pivot?
The Reverse Pivot is timed "and", and beat 3 is the split beat.(The last step of the preceding figure is the first part of the split and is also worth a half beat)

Q.39　리버스 피봇의 박자는 무엇인가?
리버스 피봇은 "앤(&)" 박자의 속도이다. 그리고 세 번째 박자가 2개로 나누어지는 박자이다.(선행피겨의 마지막 스텝이 박자를 나눈 첫 번째 부분이며, 또한 반 박자의 박자 값을 가지고 있다.)

Q.40　How many ways do you know of dancing the Whisk?

(A)　　Two　1) Without turn for Man and a 1/4 to Right for Lady
　　　　　　　2) At a corner, Man making a 1/4 to Left, Lady no turn

(L&F)　Four　The first two as above
　　　　　　　3) As 2, but danced on the side of the room
　　　　　　　4) 1/8 to Left for Man. Lady 1/8 to Left and a 1/4 to Right

Q.40 휘스크를 추는 방법을 얼마나 알고 있는가?

(A)   2가지   1) 남자는 턴 없이, 여자는 오른쪽으로 1/4턴 한다.
                2) 코너에서, 남자는 왼쪽으로 1/4 턴하고, 여자는 턴 없이 한다.
(L&F)   4가지   위에서 언급한 두 가지 방법 외.
                3) 2)와 같이 춘다. 그러나 방의 한쪽 면에서 춘다.
                4) 남자는 왼쪽으로 1/8 턴한다. 여자는 왼쪽으로 1/8 턴하고, 오른쪽으로 1/4 턴한다.

Q.41 Give the feet positions on the second step of these methods both as Man and Lady

1) Man making no turn(as given in chart)
MAN   RF side and slightly fwd.
LADY   LF diagonally back
2) Man turning Left
MAN   RF diagonally fwd, right side leading.
LADY   LF back left side leading.
       (L&F) 3) As 2
             4) As 1

Q.41 이 방법들의 두 번째 스텝에서 남자와 여자 풋 포지션을 모두 말하시오.

1) 남자는 턴하지 않는다.(차트에 있는 것처럼)
남자는 오른발을 옆으로 그리고 약간 앞으로 딛는다.
여자는 왼발을 다이아거너리 백으로 놓는다.
2) 남자는 왼쪽으로 턴한다.
남자는 라이트 사이드 리딩을 하면서 오른발을 다이아거너리 포워드로 딛는다.
여자는 레프트 사이드 리딩 하면서 왼발을 뒤로 놓는다.
(L&F)　　3) 2와 같이
　　　　　4) 1과 같이

> ※ 참고 : 다이아거널리 포워드이란?
> 풋 포지션의 기술 용어이다. 예를 들어 "오른발을 다이아거널리 포워드로 딛는다."라는 말은 왼발을 기준으로 왼발의 대각선상(diagonally)에 오른발을 앞으로 내딛는 것을 말한다. 다이아거널리 백은 방향만 뒤로 하고 나머지는 똑같다.

> ※ 참고 : 사이드 리딩이란?
> 사이드 리딩에는 왼쪽 사이드 리딩과 오른쪽 사이드 리딩이 있다. 예를 들어, 왼쪽 사이드 리딩은 왼발을 앞으로 딛을 때 왼쪽 어깨가 앞으로 나아가는 자세를 말한다. 오른쪽 사이드 리딩은 발만 다르고 나머지는 같다.

Q.42　In which direction will the following Chasse from PP move when the Whisk is danced at a corner?
Along new LOD

Q.42　코너에서 휘스크를 출 때, 팔로잉 샤세 프롬 피피는 어느 방향으로 움직이는가?
새로운 LOD를 따라서

Q.43　In which alignment are the Lady's feet facing on step 2 of the normal Whisk?
BOTH feet are facing DC, but a 'pointing' alignment is given because the body has turned less

Q.43　정상 휘스크의 스텝 2에서 여자의 발은 어떤 얼라인먼트를 바라보는가?
두 발이 DC를 향한다. 그러나 몸이 턴을 덜 하기 때문에 '포인팅' 얼라인먼트가 주어진다.

Q.44　Step 1 of the Lady's Whisk is T,H. When does her right heel actually lower?
After her RF has completed the turn

Q.44 여자 휘스크의 스텝 1은 토우, 힐이다. 실제로 여자의 오른쪽 힐이 로워할 때는 언제인가?
여자의 오른발이 턴을 끝낸 후.

Q.45 How many ways do you know of dancing the Back Whisk?

(A)   Two - after a Reverse Corte, Man making no turn, or after a Progressive Chasse to Right or Back Lock ended backing DW near a corner, the Man turning 1/4 to Right to face DW of new LOD to follow with a Chasse from PP

(L&F) As above although the Back Whisk with turn(1/4 or 3/8) could also be danced on the side of the room
The Back Whisk may also be danced following 1-3 of Natural Turn, taking the first step of the Back Whisk in line with partner

Q.45 백 휘스크를 추는 몇 가지 방법을 알고 있는가?

(A) 2가지 - 남자가 턴하지 않고, 리버스 코르테를 추고 난 다음. 또는 프로그래시브 샤세 투 라이트나 코너 가까이에서 DW를 등지고 끝내는 백 락을 춘 다음. 이 때, 남자는 오른쪽으로 1/4 턴하고 새로운 LOD의 DW를 바라보고 샤세 프롬 피피를 후행피겨로 춘다.

(L&F) 위에서 언급한 것처럼 턴(1/4 또는 3/8)하는 백 휘스크를 방의 한쪽 면에서 출 수도 있지만, 내추럴 턴의 스텝 1~3 다음에도 역시 출 수 있다. 이 때, 백 휘스크의 첫 번째 스텝은 파트너와의 일직선상에 내딛는다.

Q.46 When turn is made on a Back Whisk are the feet positions changed?

Yes, the second step for the Man will be RF to side and slightly back.(No change for the Lady)

Q.46 백 휘스크에서 턴을 할 때, 풋 포지션이 변하는가?

네. 남자의 두 번째 스텝에서 오른발을 옆으로 그리고 약간 뒤로 놓는다.(여자는 변화가 없다.)

Q.47   What may precede the Backward Lock?
　　　Progressive Chasse to Right or Reverse Corte ended backing DW
(L)　An underturned Open Impetus followed by the overturned Cross Hesitation ended backing DW
(F)　Hover Corte ended backing DW following an underturned Natural Spin Turn or Closed Impertus on side of room.(1/2 turn on Hover Corte)

Q.47   백워드 락의 선행피겨는 무엇인가?
　　　프로그래시브 샤세 투 라이트 또는 DW를 등지며 끝내는 리버스 코르테
(L)　언더턴 오픈 임피터스를 춘 다음 DW를 등지고 끝내는 오버턴 크로스 헤지테이션.
(F)　방의 한쪽 면에서 추는 클로즈드 임피터스 또는 언더턴 내추럴 스핀 턴을 춘 다음 DW를 등지고 끝내는 호버 코르테(호버 코르테에서 1/2턴을 한다.)

Q.48   Which precede would you use to end the Reverse Corte backing DW?
A Closed Impetus or an underturned Natural Spin Turn on the side of the room, to end backing DC against LOD, then Reverse Corte turning 1/2 to left to back, DW, followed by the Backward Lock

Q.48 DW를 등지는 리버스 코르테로 끝내기 위해 어떤 선행피겨를 취야 하는가?

클로즈드 임피터스 또는 방의 한쪽 면에서 추는 언더턴 내추럴 스핀 턴. 이 때 역LOD 방향의 DC를 등지고 끝난다. 그 다음 왼쪽으로 1/2턴을 하면서 리버스 코르테를 춘다. 그리고 백워드 락을 후행피겨로 춘다.

Q.49 Dance 1-3 of Reverse Turn and a Basic Weave as Man

(Remember it is best to start the Reverse Turn facing the Line of Dance when following with the Basic Weave, using the normal 3/8 turn)

Q.49 남자로, 리버스 턴의 스텝 1~3과 베이직 위브를 추시오.

(정상적인 3/8턴을 사용하는 베이직 위브를 후행피겨로 출 때에는 LOD를 보고 리버스 턴을 시작하는 것이 가장 좋다는 것을 잊지 마시오.)

Q.50 What would precede the 1-3 of Reverse Turn in order to commence it facing LOD?

4-6 of Reverse Turn following a Natural Spin Turn ; Double Reverse Spin ; Reverse Pivot

(L) Wing ended facing LOD

(F) Fallaway Reverse and Slip Pivot

Q.50 LOD를 보고 시작하는 리버스 턴을 추기 위해서 리버스 턴의 스텝 1~3의 선행피겨는 무엇인가?

내추럴 스핀 턴 다음 리버스 턴의 스텝 4~6 ; 더블 리버스 스핀 ; 리버스 피봇

(L) LOD를 보고 끝내는 윙

(F) 팔러웨이 리버스 앤 슬립 피봇

Q.51 Would you ever precede the Basic Weave with 1-3 of the Normal Reverse Turn?

It is possible, in which case 1/8 turn to left is made between 2 and 3 of the Basic Weave and no turn on step 4, but it is more useful danced near a corner.(See amount of turn on the Basic Weave below)

Q.51 베이직 위브의 선행피겨로 정상적인 리버스 턴의 스텝 **1~3**을 출 수 있나?

가능하다. 이 경우에 베이직 위브의 스텝 2와 3 사이에서 왼쪽으로 1/8턴을 한다. 그리고 스텝 4에서 턴을 하지 않는다. 그러나 코너 가까이에서 추는 것이 더 효과적이다. (아래에 나오는 베이직 위브의 턴량을 보시오.)

Q.52 Explain the amount of turn on the Basic Weave when it is commenced backing LOD near a corner

There are two methods:

(1) *MAN*   1/8 to left between 2 and 3 to back DW of new LOD then 1/8 between 3 and 4 ; 3/8 between 5 and 6 body turns less

    LADY   1/4 to left between 2 and 3 body turns less ; 3/8 between 5 and 6 body turns less

(2) *MAN*   1/4 to left between 2 and 3 to back new LOD then 1/8 between 3 and 4 ; 1/4 between 5 and 6, body turns less

    LADY   3/8 to left between 2 and 3 body turns less ; 1/4 between 5 and 6 body turns less

Q.52 코너 가까이에서 **LOD**를 등지고 베이직 위브를 시작할 때, 턴량을 설명하시오.

2가지 방법이 있다.:
(1) 남자   스텝 2와 3 사이에서 왼쪽으로 1/8턴을 하여 새로운 LOD의 DW를 등진다. 그 다음 스텝 3와 4 사이에서 1/8 턴을 하고, ; 스텝 5와 6 사이에서 3/8 턴을 한다. 이 때, 몸은 덜 턴한다.

    여자   스텝 2와 3 사이에서 왼쪽으로 1/4턴을 한다. 이 때, 몸은 덜 턴한다. ; 스텝 5와 6사이에서 3/8턴을 한다. 이 때, 몸은 덜 턴한다.

(2) 남자   스텝 2와 3 사이에서 왼쪽으로 1/4턴을 하여 새로운 LOD를 등지고 끝낸다. 그 다음 스텝 3와 4 사이에서 1/8턴을 한다. ; 스텝 5와 6 사이에서 1/4턴을 한다. 이 때, 몸은 덜 턴한다.

    여자   스텝 2와 3 사이에서 왼쪽으로 3/8턴을 한다. 이 때, 몸을 덜 턴한다. ; 스텝 5와 6 사이에서 1/4턴을 한다. 이 때, 몸을 덜 턴한다.

Q.53 What is the beat value on each step of the Chasse from PP?

1. 1/2, 1/2. 1. 1.

Q.53 샤세 프롬 피피 각 스텝의 박자 값은 얼마인가?
1. 1/2, 1/2. 1. 1.

Q.54 Which is the split beat?
The second beat

Q.54 몇 번째 박자가 나누어지는가?
2번째 박자

Q.55 Name other figures where the second step has a split beat value
The Lady's Double Reverse Spin ; Progressive Chasse to Right ; Back Lock
(L) Turning Lock
(F) Turning Lock to Right ; Fallaway Reverse and Slip Pivot

Q.55 두 번째 스텝의 박자 값이 나누어지는 다른 피겨의 이름을 말하시오.

여자의 더블 리버스 스핀 ; 프로그래시브 샤세 투 라이트 ; 백 락

(L) 터닝 락

(F) 터닝 락 투 라이트 ; 팔러웨이 리버스 앤드 슬립 피봇

Q.56 How do you teach the Waltz to a class of Beginners?

(The candidate should give this thought before the examination, and be prepared to present methods clearly and with confidence. The examiner if usually happy with any method providing it has been explained with conviction and is practical. Some possible ideas are to teach Closed Change Steps with the Men and Ladies all moving forward down the room, then all moving back. When these have been mastered perhaps to music, put them together as couples, Men moving forward and Ladies back, until they get to the end of the room, then the Man does a Forward Change with RF turning to Right, then a Backward Change with LF, still turning, to end facing the new LOD with Change Steps until the next corner is reached, which they will negotiate in the same way as before.

Others may favour the "Box" method, possible partnering the Man and Lady together, Man doing a RF Forward Closed Change and a LF Back Closed Change alternately (Lady normal opposite), then gradually introducing a turn to the right, maybe a 1/4 on each Change Step - then eventually practising this starting with the other foot and turning left, finally developing this into the Basic Amalgamation of Natural Turn, Closed Change, Reverse Turn, Closed Change.

These are only two of the many possible good methods

Q.56　초급반에서 왈츠를 어떻게 가르치는가?
　　　(응시자들은 시험 전에 이것에 대해 반드시 생각을 한 뒤, 자신감을 가지고 명료하게 방법을 제시하도록 준비해야 한다. 만약 자신감을 가지고 방법을 설명했을 때, 그것이 실질적이라면 시험관들은 그 방법이 어떤 것이라도 만족한다. 몇 개의 가능한 답안은 남자 여자 모두 방에서 앞으로 움직이고 그 다음 모두 뒤로 움직이는 클로즈드 체인지 스텝을 가르치는 것이다. 이것이 음악에 맞춰 출 정도로 완전히 습득되면 남, 여 짝을 맞춰 남자는 앞으로, 여자는 뒤로 방의 끝까지 진행한다. 그 다음 남자는 오른쪽으로 턴 하면서 오른발

로 포워드 체인지를 한다. 턴을 계속하면서 왼발로 백워드 체인지를 해서 새로운 LOD를 보고 끝낸다. 다음 코너에 다다를 때까지 체인지 스텝을 계속한다. 코너에서 앞서 했던 것과 같은 방법으로 움직인다.

다른 사람들은 "박스" 방법을 선호하기도 한다. 남자와 여자가 함께 파트너를 하여 남자가 오른발 앞으로 클로즈드 체인지와 왼발 뒤로 클로즈드 체인지를 번갈아가면서 한다.(여자는 남자와 반대로 한다.) 그 다음 점차적으로 오른쪽 턴을 도입한다. 각각의 체인지 스텝에서 1/4 턴한다. - 그 다음 다른 발로 시작해 왼쪽으로 턴을 하면서 연습을 한다. 마지막에는 내추럴 턴, 클로즈드 체인지, 리버스 턴, 클로즈드 체인지로 연결시키는 기본적인 아말가메이션으로 발전시킨다.

이것은 할 수 있는 많은 좋은 방법들 중에서 두 가지일 뿐이다.

※ 참고 : 아말가메이션이란?
몇 개의 피겨(figure)를 이어서 추는 것을 말한다. 루틴(Routine)은 몇 개의 아말가메이션이 모여서 하나의 시범 작품이 되는 것을 말한다.

Q.57 I want you to imagine you have taught your class the Closed Change Steps and they are now ready to dance them with a partner. Will you please explain how you will start them off to the music?

(Again, this is up to the candidate. The important thing is to convince the examiner that you are able to start the class dancing on the correct foot and on the right beat with confidence. A possible method would be to bring your imaginary class on to the floor and ask the Men to take their partner in dance hold, or practice hold, and face straight down the room - or face the door or the clock etc., then ask the Men to stand with their weight on LF and Ladies with their weight on RF. Then tell them that when you put the music on you will count "1.2.3." and after "3" they will be ready to step forward with RF - Ladies back with LF - into their Change Steps. The "disc jockey" will then put on the music and you should count "1.2.3." in a confident manner, with good voice projection and then continue to count aoudly and clearly while your imaginary class dances the Change Steps until the examiner stops you).

This type of question is normally asked after the

practical demonstration is over and the "disc jockey" is still in the room

Q.57 클로즈드 체인지 스텝을 학생들에게 가르쳤고 이제 학생들이 파트너와 함께 춤 출 준비가 되어있다고 상상해보라. 어떻게 학생들이 음악에 맞춰 시작하도록 할 것인지를 설명하시오.

(이 문제의 답은 응시생에게 달려있다. 중요한 것은 당신이 학생들로 하여금 자신감을 가지고 정확한 박자에서 올바른 발로 시작하게 할 수 있다는 확신을 시험관에게 주는 것이다. 가능한 방법은 당신이 가상의 학생들을 플로어에 나오게 해서 남자가 파트너와 댄스 홀드나 연습 홀드를 하게 한 후 방의 아래쪽을 따라서 똑바로 응시하도록 한다. - 또는 문이나 시계 등을 바라보도록 한다. 그 다음 남자는 왼발에, 여자는 오른발에 체중을 싣도록 한다. 그 다음 학생들에게 음악이 나올 때 당신이 카운트 "1, 2, 3"을 세는데 "3"을 센 다음 남자는 오른발을 앞으로 딛고- 여자는 왼발을 뒤로 놓으면서 체인지 스텝을 하라고 말한다. "음악 담당자"가 음악을 틀면, 당신은 자신 있는 태도와 좋은 발성으로 카운트 "1, 2, 3"을 세야 한다. 그리고 나서 시험관이 중지시킬 때까지 가상의 학생들이 체인지 스텝을 하는 동안 크고 뚜렷하게 카운트를 계속 센다.)

이런 형태의 질문은 보통 실제 시범이 끝나고, 음악 담당자가 아직 방안에 있을 때한다.

Q.58 Given a choice of Waltz or Rhythm (Social) Foxtrot, which dance will you teach first to your beginners?

Give this some thought, as your examiner will generally want to discuss the reason for your choice. Many teachers prefer to teach Rhythm, as the first dance - (a) because the weight changes on beat 3 in Waltz are more difficult to master, and (b) you can gradually speed up the music as they become proficient so that they can dance to Quickstep music. It is also a good idea to put variety into the music by sometimes playing a Rumba, a Samba, or a Tango, for example: they can use their Rhythm dancing to almost any music played in 4/4 or even 2/4 time.

Q.58 왈츠 또는 리듬(사교) 폭스트롯 중 하나를 선택한다면, 어느 것을 초보자에게 먼저 가르칠 것인가?

시험관들은 일반적으로 당신의 선택 이유에 대해 토론하기를 원하기 때문에 생각을 조금 해봐야 한다. 많은 교사들이 첫 댄스로 리듬을 가르치는 것을 선호한다. 왜냐하면- (a) 왈츠의 3박자에서 체중 변화가 숙달하기에 더 어렵고 (b) 학생들이 퀵스텝 음악에 맞춰 춤을 출 수 있을 정도로 숙달될 때까지 당신이 점점 음악의 속도를 높일 수 있기 때문이다. 때때로 룸바, 삼바, 탱고 음악을 플레이 시켜 다양한 음악을 맞추게 하는 것도 좋은 생각이다. 예를 들어: 학생들이 4/4 박자나 심지어는 2/4박자로 연주되는 거의 모든 음악에 맞춰 춤을 출 때, 그들의 리듬을 이용할 수 있기 때문이다.

제 2 장 LICENTIATE
라이센시에이트

Q.59 What differences occur in the foot position of step 1 of a Weave from PP following (a) Whisk Man having turned 1/4 to left ; and (b) Open Impetus?

(a)　After a Whisk the Man takes step 1 of the Weave from PP fwd and across. The Lady is not across

(b)　Following the Open Impetus the Lady is across and not the Man

Q.59　**(a)** 남자가 왼쪽으로 1/4 턴하는 휘스크와
　　　(b) 오픈 임피터스의 후행피겨로 위브 프럼 PP를 출 때, 위브 프럼 PP 스텝1의 풋 포지션에서 어떤 차이점이 일어나는가?

(a)　휘스크를 춘 후 남자는 위브 프롬 피피의 스텝 1을 앞으로 그리고 가로질러서 딛는다. 여자는 가로지르지 않는다.

(b)　오픈 임피터스를 춘 다음 여자는 가로지르고, 남자는 가로지르지 않는다.

Q.60   **Give the alignment as Man and Lady on the first step of the** Weave from PP, **after those two precedes**
(a)   MAN   Pointing to centre body facing DC
      LADY   Facing DC against LOD
(b)   MAN   Pointing DC body facing LOD
      LADY   Pointing to centre moving DC

Q.60   그 두 개의 선행피겨를 춘 후에 위브 프롬 피피 첫 번째 스텝의 남자와 여자의 얼라인먼트를 말하시오.
(a)   남자   센터 방향으로 포인팅하고, 몸은 DC를 향한다.
      여자   역LOD방향의 DC를 향한다.
(b)   남자   DC 방향으로 포인팅하고, 몸은 LOD를 향한다.
      여자   DC 방향으로 움직이면서 센터방향으로 포인팅한다.

Q.61   **Give three precedes to the** Turning Lock
        Natural Spin Turn ; Underturned Outside Spin ; Closed Impetus **(at a corner)**

Q.61 터닝 락의 선행피겨 3가지를 말하시오.
내추럴 스핀 턴 ; 언더턴 아웃사이드 스핀 ; 클로즈드 임피터스(코너에서)

Q.62 Dance the Natural Spin Turn followed by a Turning Lock as Lady, giving the Sway
(Demonstrate the figures up to normal tempo while saying the sway rhythmically. The count is given next to the sway to help you, (but don's say it)
Straight(1),Left(2),Left(3),Straight(1),Straight(2), Straight(3). Right(1),Right(and),Straight(2), Straight(3), Straight(1)

Q.62 여자로 스웨이를 말하면서 내추럴 스핀 턴을 추고, 이어서 터닝 락를 추시오.
(리듬감 있게 스웨이를 말하면서 보통 빠르기로 피겨들의 시범을 보인다. 카운트는 이해를 돕기 위해 스웨이 다음에 제시했다.(그러나 카운트는 말하지 않는다)
똑바로(1),왼쪽(2),왼쪽(3),똑바로(1),똑바로(2),똑바로(3), 오른쪽(1),오른쪽(and),똑바로(2),똑바로(3),똑바로(1)

Q.63 Which beat of music are you splitting when you dance the Turning Lock?
The first beat

Q.63 터닝 락을 출 때, 어느 박자가 나누어지는가?
첫 번째 박자

Q.64 Is this the same as in the Backward Lock?
No, in the Backward Lock the second beat is split

Q.64 백워드 락에서도 똑같은가?
아니오. 백워드 락에서는 두 번째 박자가 나누어진다.

Q.65 Give the follows to a Whisk ended facing DC?
Wing ; Weave from PP ; Cross Hesitation
(F)　Chasse from PP followed by the Closed Wing

Q.65 DC를 바라보고 끝내는 휘스크의 후행피겨를 말하시오.
윙 ; 위브 프롬 피피 ; 크로스 헤지테이션
(F)　클로즈드 윙 다음에 이어서 하는 샤세 프롬 피피

Q.66 Give three ways of dancing the Progressive Chasse to Right
1) Commence facing DC making 1/4 turn to end backing DW
2) Commence facing LOD making 3/8 turn to end backing DW
3) Commence facing DC making 1/2 turn to end backing DC

Q.66 프로그래시브 샤세 투 라이트를 추는 3가지 방법을 말하시오.
1) DC를 향해 시작하여 1/4 턴해서 DW를 등지고 끝낸다.
2) LOD를 향해 시작하여 3/8 턴해서 DW를 등지고 끝낸다.
3) DC를 향해 시작하여 1/2 턴해서 DC를 등지고 끝낸다.

Q.67 Dance an amalgamation **including the** Progressive Chasse to Right **suitable for the** Silver

(There are many good amalgamations. One idea would be as 1-3 Natural Turn ; Open Impetus ; Wing ; **Progressive Chasse to Right** making 1/4 turn ; Back Whisk with 1/4 turn to face DC ; Weave from PP)

Q.67 실버 메달리스트에 알맞은 프로그래시브 샤세 투 라이트가 포함된 아말가메이션을 추시오.

(좋은 아말가메이션들이 많이 있다. 그 중 하나는 내추럴 턴의 스텝 1~3 ; 오픈 임피터스 ; 윙 ; 1/4 턴하는 프로그래시브 샤세 투 라이트 ; DC를 향해 1/4 턴하는 백 휘스크 ; 위브 프롬 피피)

※ 참고 : 실버 메달리스트이란?
ISTD에선 태권도의 승급시험처럼 메달테스트 승급시험을 실시한다. 메달테스트 단계는 브론즈-실버-골드가 있다. 각 단계에 따라 피겨의 난이도가 올라간다.

Q.68 Dance the Open Telemark, Cross Hesitation and Outside Spin as Man

(Ensure that the amalgamation is danced accurately with good stance and movement, remembering to call the timing throughout)

Q.68 남자로 오픈 텔레마크, 크로스 헤지테이션 그리고 아웃사이드 스핀을 추시오.

(피겨의 처음부터 끝까지 카운팅을 하는 것을 잊지 말고, 아말가메이션을 좋은 자세와 동작으로 정확하게 추시오.)

Q.69 How many types of Rise and Fall did you use in that amalgamation?

Three. A quick rise on the Open Telemark, the normal Waltz rise of "commence, continue, continue" on the Cross Hesitation, and the late quick rise(rise end of 2, up on 3) for the Outside Spin

Q.69 이 아말가메이션에서 얼마나 많은 종류의 라이즈와 폴을 사용했는가?

3가지. 오픈 텔레마크에서는 빠른 라이즈, 크로스 헤지테이션에서는 왈츠의 정상적인 라이즈인 "시작, 계속, 계속". 그리고 아웃사이드 스핀을 위한 빠른 라이즈. (스텝 2의 끝에서 라이즈, 스텝 3에서 업)

Q.70 Explain the Sway used on the Cross Hesitation

The Man has no Sway. The Lady's Sway is "Straight, Left, Left"

Q.70 크로스 헤지테이션에서 사용된 스웨이를 설명해 보시오.

남자는 스웨이가 없다. 여자의 스웨이는 "똑바로, 왼쪽, 왼쪽"이다.

Q.71 **Do you know any other figures where the Lady has sway and the Man has none?**
Yes.   The Wing   (F)   Closed Wing

Q.71 여자는 스웨이가 있고, 남자는 없는 다른 피겨들을 알고 있는가?
예.   더 윙   (F)   클로즈드 윙

Q.72 **If danced at a corner what could you follow the Open Telemark and Cross Hesitation?**
The Outside Change, Man leading the Lady outside on the first step, to end the Outside Change facing DW of the new LOD

Q.72 만약 코너에서 춤을 춘다면, 오픈 텔레마크와 크로스 헤지테이션 다음에 무엇을 출 수 있는가?
아웃사이드 체인지, 남자가 첫 번째 스텝에서 여자를 아웃사이드로 리드하고, 새로운 LOD의 DW를 향하여 끝낸다.

Q.73 What difference occur on the Man's foot positions and alignment of steps 3 and 4 of the Open Telemark when (a) followed by the Cross Hesitation and (b) when followed by the Wing?

Step 3 is (a) side and slightly forward in PP, and (b) side and slightly back in PP. The alignment is the same. Step 4 is (a) RF fwd in PP and CBMP, pointing DW, body facing Wall, and (b) RF fwd and across in PP and CBMP, pointing LOD

Q.73 (a) 크로스 헤지테이션과 (b) 윙이 후행피겨로 올 때, 오픈 텔레마크의 스텝 3와 4의 남자의 풋 포지션과 얼라인먼트에서 어떤 차이점이 일어나는가?

스텝 3은 (a) 피피 상태에서 옆으로 그리고 조금 앞으로 (b) 옆으로 그리고 조금 뒤에 놓는다. 얼라인먼트는 같다. 스텝 4는 (a) 피피와 씨비엠피 상태에서 오른발을 앞으로 딛는다. 이때 발을 DW 방향으로 포인팅하고, 몸은 월을 향한다. 그리고 (b) 피피와 씨비엠피 상태에서 오른발을 앞으로 그리고 교차해서 딛는다. 발은 LOD로 포인팅한다.

Q.74 Now explain the differences that occur for the Lady on these two steps

Step 3 is (a) RF diagonally fwd in PP. Right side leading, and (b) RF fwd and slightly to right in PP, right side leading. The alignment is the same. Step 4 is (a) taken across the line of the RF and is pointing to LOD, moving DW, while (b) is not across and is facing DC

Q.74 이제 이 2가지 스텝에서 여자에게 일어나는 차이점을 설명해 보시오.

스텝 3에서 (a) 라이트 사이드 리딩을 하면서 피피 상태에서 오른발을 다이이거너리 포워드로 딛는다. (b) 라이트 사이드 리딩을 하면서 피피 상태에서 오른발을 앞으로 그리고 약간 오른쪽으로 딛는다. 얼라인먼트는 같다. 스텝 4에서 (a)오른발의 일직선상에 왼발을 교차한다. 그리고 DW 방향으로 움직이면서 LOD를 포인팅한다. 반면에 (b) 교차하지 않고 DC를 향한다.

Q.75 Dance, as Man, the Open Telemark and Wing followed by the Closed Telemark

(Remember, as previously, to dance to the best of your ability and be accurate, also remember to call the timing)

Q.75 남자로 오픈 텔레마크 이어서 윙을 춘 다음, 클로즈드 텔레마크를 추시오.

(이전처럼, 자신의 최고 능력으로 정확하게 추고 박자를 말하는 것을 잊지 마시오.)

Q.76 Did you use the same foot position and alignment on step 2 of the two Telemarks?

The foot position was the same, but the alignment was different because a little more turn is made between 1 and 2 of the Closed Telemark, so the alignment was almost backing LOD instead of backing DW

Q.76 두 가지 텔레마크의 스텝 2에서 같은 풋 포지션과 얼라인먼트를 사용했는가?

풋 포지션은 같으나, 얼라인먼트는 다르다. 왜냐하면 클로즈드 텔레마크의 스텝 1와 2 사이에서 조금 더 많은 턴을 하기 때문이다. 그래서 얼라인먼트는 DW를 등지는 대신에 거의 LOD를 등진다.

Q.77 Why is it necessary to turn a little more between 1 and 2 of the Closed Telemark?

Because the Lady has to turn with the Man between 2 and 3 and she would end step 3 too far to his right side if he failed to get around her a little more. On step 3 of the Open Telemark he opens to PP to turn to the left himself

Q.77 클로즈드 텔레마크의 스텝 1과 2 사이에서 왜 조금 더 턴을 해야 하는가?

왜냐하면 여자가 스텝 2와 3에서 남자와 함께 턴을 해야 하는데, 만약 남자가 조금 더 많이 여자의 주위를 도는데 실패하면 여자는 스텝 3을 남자의 오른쪽 옆으로 너무 멀리 떨어져서 끝내기 때문이다. 오픈 텔레마크의 스텝 3에서 남자가 피피로 열어 남자 스스로 왼쪽으로 턴해야 한다.

Q.78 How would you dance a Whisk followed by the Wing?

The Whisk could be dance without turn as Man using the alignment for the Wing as following the Open Telemark, or the Man could turn 1/8 or 1/4 on the Whisk to face DC dancing the Wing as from an Open Impetus

Q.78 휘스크의 후행피겨로 윙을 출 때, 휘스크를 어떻게 출 것인가?

오픈 텔레마크 다음에 출 때처럼 윙을 추기 위한 얼라인먼트를 사용하면서 남자는 턴 없이 휘스크를 출 수 있다. 또는 남자는 휘스크에서 1/8턴 또는 1/4턴하여 DC를 향한다. 그리고 오픈 임피터스에서처럼 윙을 출 수 있다.

Q.79 Would the Man ever use a foot swivel when dancing the Cross Hesitation?

Yes, if he overturned the Cross Hesitation he would turn 1/8 between 1 and 2

Q.79 크로스 헤지테이션을 출 때, 남자가 풋 스위블을 사용하는가?

예. 만약에 남자가 크로스 헤지테이션에서 오버턴을 한다면, 스텝 1과 2 사이에서 1/8 턴을 한다.

※ 참고 : 풋 스위블이란?
체중이 실린 발을 축으로 턴이 일어나는 동작을 말한다.

Q.80 Give an example of where you would use the overturned Cross Hesitation

A good example would be an underturned Open Impetus, turning 3/8 on the heel turn as usual but omitting the overturn of the body and left side lead on step 3. Step 1 of the overturned Cross Hesitation would be taken forward and across in PP and CBMP, with the toe pointing to centre, then turning 1/8 to left between 1 and 2 to face DC against LOD. A good follow would be the Backward Lock

Q.80 어디서 오버턴 크로스 헤지테이션을 사용하는지 예를 들어 보시오.

좋은 예는 언더턴 오픈 임피터스이다. 이 때, 보통 때처럼 힐 턴으로 3/8턴을 하지만 몸의 오버턴과 스텝 3에서의 레프트 사이드 리드를 생략한다. 오버턴 크로스 헤지테이션의 스텝 1은 PP상태에서 발을 'CBMP'로 가로질러 앞으로 내딛는다. 이 때, 토는 센터 방향으로 포인팅 한다. 그 다음 스텝 1과 2 사이에서 1/8턴을 하여 역LOD 방향의 DC를 향한다. 후행피겨는 백워드 락이 좋다.

※ 참고 : **PP**이란?
바디 포지션(Body Position)을 기술하는 기술용어로 프롬나드 포지션(Promenade Position)의 약자다.

Q.81 Explain the three amounts of turn on the Outside Spin and their commencing alignments, first as Man, then as Lady?

MAN (1) Commence backing DC against LOD 3/8 to right on 1 ; 3/8 between 2 and 3 ; 1/4 on 3 (A complete turn overall)

LADY Commence facing DC against LOD 5/8 to right between 1 and 2 ; 1/4 between 2 and 3 ; 1/8 on 3

MAN (2) Commence backing DW 3/8 to right on 1 ; 3/8 between 2 and 3 (3/4 turn overall)

LADY Commence facing DW 1/2 to right between 1 and 2 ; 1/4 between 2 and 3

MAN (3) Commence backing DW against LOD 1/4 to right on 1 ; 1/4 between 2 and 3 (1/2 overall)

LADY Commence facing DW against LOD 3/8 to right between 1 and 2 ; 1/8 between 2 and 3

(It is best to demonstrate the figure as you are explaining the turn)

Q.81 아웃사이드 스핀의 3가지의 턴량과 시작 방향을 처음에는 남자, 그 다음은 여자 순으로 설명하시오.

남자 (1) 스텝 1에서 역LOD 방향의 DC를 등지고 시작해서 오른쪽으로 3/8 턴 ; 스텝 2와 3사이에서 3/8턴 ; 스텝 3에서 1/4턴(전체적으로 1회전이 된다.)

여자 스텝 1과 2사이에서 역LOD 방향의 DC를 향해 시작해서 오른쪽으로 5/8 턴 ; 스텝 2와 3사이에서 1/4턴 ; 스텝 3에서 1/8턴.

남자 (2) 스텝 1에서 DW를 등지고 시작해서 오른쪽으로 3/8턴 ; 스텝 2와 3사이에서 3/8 턴(전체적으로 3/4턴이 된다.)

여자 스텝 1과 2사이에서 DW를 향해서 시작해서 오른쪽으로 1/2턴 ; 스텝 2와 3사이에서 1/4 턴.

남자 (3) 스텝 1에서 역LOD 방향의 DW를 등지고 시작해서 오른쪽으로 1/4턴 ; 스텝 2와 3사이에서 1/4 턴(전체적으로 1/2턴이 된다.)

여자 스텝 1과 2사이에서 역LOD 방향의 DW를 향해 시작해서 오른쪽으로 3/8턴 ; 스텝 2와 3사이에서 1/8 턴.

턴을 설명할 때에는 직접 피겨를 시범하는 것이 가장 좋다.

Q.82 What is the principle difference between the end of the Outside Spin when a complete turn is made and when it is underturned?

When making a complete turn the turn is continued on step 3 so the Man will follow with a forward step on his RF(Lady back LF) to follow with a Natural figure. On the underturned Outside Spin there will be no continuance of turn on 3 and the Man will step back RF(Lady forward LF) into the following figure

Q.82 아웃사이드 스핀의 끝에서 완전한 1회전을 할 때와 언더턴을 할 때에 가장 중요한 차이점은 무엇인가?

완전한 1회전을 할 때는 턴이 스텝 3까지 계속되어 남자가 오른발로 전진 스텝(여자는 왼발로 후진)을 하면서 내추럴 피겨를 후행피겨로 한다. 언더턴 아웃사이드 스핀에서는 스텝 3에서 더 이상 계속되는 턴이 없고, 남자는 오른발을 뒤로(여자는 왼발을 앞으로) 놓고 그 다음 피겨로 들어간다.

Q.83 What is the foot position for Man and Lady on the last step of the underturned Outside Spin?

Man   LF to side and slightly back
Lady RF diagonally forward

Q.83 언더턴 아웃사이드 스핀의 마지막 스텝에서 남, 여의 풋 포지션은 무엇인가?

남자는 왼발을 옆으로 그리고 조금 뒤로
여자는 오른발을 다이아거너리 포워드

Q.84 Which other figures in the Waltz end with this position?

Natural Spin Turn ; Closed Impetus

Q.84 왈츠에서 이런 포지션으로 끝나는 다른 피겨는 어떤 것이 있는가?

내추럴 스핀 턴 ; 클로즈드 임피터스

Q.85 Give a different precede for each of the three amounts of turn on the Outside Spin?

Examples For a complete turn, Reverse Corte, having made 3/8 to left ; for 3/4 turn, Backward Lock ; for 1/2 turn, Open Impetus and Cross Hesitation
(Other examples could be used)

Q.85 아웃사이드 스핀의 3가지 턴량에 따른 각각의 선행피겨를 말하시오.

완전한 1회전의 예로는 왼쪽으로 3/8 턴하는 리버스 코르테 ; 3/4턴의 예로는 백워드 락, 1/2 턴의 예로는 오픈 임피터스와 크로스 헤지테이션
(다른 예가 사용 될 수도 있다.)

Q.86 Is it possible to make a complete turn on an Outside Spin when precede with Open Impetus and Cross Hesitation?

Yes. This is most useful near a corner to follow with a Natural figure, although it could also be used on the side of the room

Q.86 오픈 임피터스와 크로스 헤지테이션이 아웃사이드 스핀의 선행피겨로 올 때, 아웃사이드 스핀에서 완전한 1회전을 하는 것이 가능한가?

네. 이것을 방의 한쪽 면에서 사용할 수도 있지만, 내추럴 피겨 다음에 추기 위해서는 코너 가까이에서 추는 것이 가장 유용하다.

Q.87   Give the alignment as Man on the Outside
        Spin following the Open Impetus and Cross
Hesitation, making a complete turn
(1)   DW against LOD, toe turned in
(2)   Facing wall
(3)   Backing DW, end facing DC, or DW of new LOD
      if near a corner
(Again, demonstrate as you explain)

Q.87   완전한 1회전을 하는 오픈 임피터스와 크로스
        헤지테이션 다음에 추는 아웃사이드 스핀의 남
자 얼라인먼트를 말하시오.
(1)   역LOD 방향의 DW, 토 턴 인
(2)   월를 향해서
(3)   DW를 등지고, DC를 본다. 또는 만약 코너 근처라
      면 새로운 LOD의 DW를 바라본다.
(다시 말하지만, 설명을 할 때 직접 시범을 하시오.)

Q.88   What may follow the underturned Outside
        Spin?
4-6 Reverse turn ; Reverse Corte ; Reverse Pivot ; Turning Lock ;

(F) Turning Lock to Right(when Outside Spin is ended backing LOD) ; Hover Corte

Q.88 언더턴 아웃사이드 스핀 다음에는 무엇이 올 수 있는가?

리버스 턴의 스텝 4~6 ; 리버스 코르테 ; 리버스 피봇 ; 터닝 락 ;
(F) 터닝 락 투 라이트(아웃사이드 스핀이 LOD를 등지고 마칠 때) ; 호버 코르테

Q.89 Do the Man and Lady use the same type of rise as each other on the Outside Spin?
No, the Man has a late, quick rise(rise end of 2, up on 3), while the Lady has the unusual rise of "commence, continue and up"

Q.89 아웃사이드 스핀에서 남자와 여자가 서로 같은 형태의 라이즈를 사용하는가?
아니오. 남자는 늦은 퀵 라이즈(스텝 2 끝에서 라이즈, 스텝 3에서 업)를 한다. 반면에 여자는 "시작, 계속 그리고 업"의 특이한 라이즈를 한다.

Q.90 Does the Lady retain the CBMP she has achieved on the last step of the Outside Spin as she dances into the following Natural figure?
No, The CBMP is lost as she steps back

Q.90 여자는 아웃사이드 스핀을 춘 다음 내추럴 피겨로 들어갈 때, 아웃사이드 스핀의 마지막 스텝에서 한 **CBMP**를 유지하는가?
아니오. 후진 스텝을 할 때 CBMP는 없어진다.

Q.91 Dance an amalgamation of four or five figures including the Progressive Chasse to Right, **suitable for the** silver medalist
One example could be an Open Impetus, Wing, Progressive Chasse to Right, underturned Outside Spin and Turning Lock

Q.91 실버 메달리스트에 어울리는 프로그래시브 샤세 투 라이트가 포함되는 **4** 또는 **5**개의 피겨로 이루어진 아말가메이션을 추시오.
한 가지 예를 들면 오픈 임피터스, 윙, 프로그래시브 샤세 투 라이트, 언더턴 아웃사이드 스핀, 그리고 터닝 락

제 3 장 FELLOW
펠로우

Before embarking on the actual example questions, it is necessary for a word of explanation. It is very important in this examination that the technique already studied for the Associate and Licentiate examinations has not been forgotten, indeed it should now be presented more impeccably than before, and with a greater depth of understanding. The examiner may still ask a great deal of straight forward technique and will want to be satisfied that you are now capable of training others for the Professional examinations.

Having had the necessary three years teaching experience (at least) since taking the Licentiate examination, answers to teaching questions should be based on experience. Most teachers will have evolved their own methods by this time, and should be able to explain them to an examiner in a convincing way. An examiner may ask how you teach a certain dance or figure, common faults and how to correct them, and numerous other types of teaching questions. You must try to give your ideas and methods based on your own experience.

실제적인 예시 문제를 다루기 전에 한 가지 설명이 필요합니다. 이 펠로우 시험에서 아주 중요한 점은 이미 어쇼시에이트와 라이센시에이트시험을 위해서 학습한 기술을 잊어서는 안 된다는 것입니다. 사실 지금은 전보다 더 완벽하게 그리고 더 깊은 이해를 가지고 그 기술을 표현해야 합니다. 시험관은 매우 많은 기술들을 직선적으로 물을 수도 있습니다. 그리고 이제는 당신이 프로패셔널 시험을 원하는 다른 사람을 훈련시킬 수 있다는 것에 만족하길 원할 것입니다.

만약 라이센시에이트 시험을 치룬 후에 필수적인 3년(적어도)의 교습 경험을 가지고 있다면, 교수에 관한 답변은 경험에 기초를 둬야 합니다. 대부분의 교사들이 이때쯤에는 그들 자신만의 방법을 발전시켰을 것입니다. 그리고 확신을 주는 방법으로 시험관에게 그것들을 설명할 수 있어야 합니다. 시험관은 당신이 가르쳤던 춤 즉 피겨, 흔한 결점들과 그것들을 교정하는 방법, 그리고 수많은 다른 형태의 교수법에 관한 질문을 할 것입니다. 당신은 자신의 경험에 바탕을 둔 자신만의 생각과 방법을 말하려고 노력해야 합니다.

Q.92 What is unusual about the Lady's foot position on step 3 of the Left Whisk compared to all other Whisks?

The Lady is using her LF instead of her RF and the foot is not crossed behind ; her step will be **back** in CBMP

Q.92 다른 모든 휘스크와 비교할 때, 레프트 휘스크의 스텝 3에서 여자의 풋 포지션에 대한 특별한 점은 무엇인가?

여자는 오른발 대신 왼발을 사용하며 발은 뒤로 교차하지 않는다. ; 스텝을 CBMP로 뒤에 놓는다.

Q.93 Give the amount of turn on the Left Whisk, first as Man and then as Lady

MAN   1 No turn 2 Body commences to turn left 3 Body turn to left

LADY   1 Commence to turn to left 1/4 between 1 and 2 1/8 between 2 and 3 (The Lady will overturn her body slightly on step 3)

Q.93 레프트 휘스크의 턴량을 처음에는 남자, 그 다음에는 여자 순서대로 말하시오.

남자 　스텝 1 턴 없음 스텝 2 몸은 왼쪽으로 턴을 시작한다. 스텝 3 몸은 왼쪽으로 턴한다.

여자 　스텝 1과 2 사이에서 왼쪽으로 1/4턴을 한다. 스텝 2와 3 사이에서 1/8 턴. (여자는 스텝 3에서 몸을 약간 오버턴 시킨다.)

Q.94　Is the Left Whisk always commenced in PP?
　　　No. The first step may be taken back with Lady in line, following 1-3 Reverse Turn, Natural Spin Turn, Closed Impetus or underturned Outside Spin

Q.94　레프트 휘스크는 언제나 피피로 시작하는가?
　　　아니오. 리버스 턴의 스텝 1~3, 내추럴 스핀 턴, 클로즈드 임피터스 또는 언더턴 아웃사이드 스핀 다음에 첫 번째 스텝을 여자와 일직선상에 뒤로 놓으면서 시작할 수 있다.

Q.95 Explain the follows to the Left Whisk?

   The Man will twist to the right allowing his feet to uncross, making approximately 5/8 turn to end facing centre, while the Lady dances four forward steps around him, RF, LF, RF, LF, for the counts of "1.2 and 3", he will then step back with Lady outside into a Back Whisk, underturned Outside Spin or Closed or Open Impetus. Another ending is to release LF and step

Q.95 레프트 휘스크의 후행피겨를 설명하시오.

   남자는 두 발의 교차상태를 풀면서 오른쪽으로 트위스트한다. 이 때 약 5/8턴을 하여 센터를 보고 끝내는 동안, 여자는 카운트 "1, 2 앤 3" 하면서 남자 주위로 전진스텝 4번(오른발, 왼발, 오른발, 왼발)을 한다. 그 다음 여자가 아웃사이드에 있는 상태로 발을 뒤로 놓으면서 백 휘스크, 언더턴 아웃사이드 스핀 또는 클로우즈드나 오픈 임피터스를 춘다. 또 다른 끝내기는 왼발을 마루에서 떼어 놓고 스텝 하는 것이 있다.

Q.96 Give an amalgamation including the Left Whisk suitable for the Gold medalist?

(There are many good amalgamations ; here is just one idea) -

Open Telemark - Left Whisk - untwist to right to face centre - LF back with Lady outside into an underturned Outside Spin making 3/4 turn to end backing LOD - Turning Lock to Right to end moving DC - follow with a Weave from Promenade Position

Q.96 골드 메달리스트에게 알맞은 레프트 휘스크를 포함한 아말가메이션을 말하시오.

(좋은 아말가메이션이 많이 있다 ; 이것은 단지 그 중 하나이다.)

오픈 텔레마크 - 레프트 휘스크 - 오른쪽으로 교차 상태를 풀면서 센터를 바라본다. - 여자가 아웃사이드 상태에서 왼발을 뒤로 놓고 언더턴 아웃사이드 스핀으로 들어간다. 이 때 3/4턴을 하여 LOD를 등지고 끝낸다. - 터닝 락 투 라이트 DC를 따라 움직이며 끝낸다. - 위브 프롬 프롬나드 포지션을 후행피겨로 춘다.

Q.97 Is it possible to dance the Left Whisk itself (step 3) on the first beat of music?

Yes. Dance Natural Spin Turn and 1-4 Turning Lock. End with LF to side pointing DW, then Cross RF behind LF into Left Whisk count "1" ; Replace weight to LF(Lady RF fwd) count "2" ; RF to side and slightly fwd pointing DW against LOD, Lady in line count "3" ; then continue into the Contra Check DW against LOD, Man turning 1/4 to left between 2 and 3 to move along LOD in PP

Q.97 음악의 첫 번째 박자에서 레프트 휘스크 그 자체(스텝3)만을 추는 것이 가능한가?

네. 내추럴 스핀 턴과 터닝 락의 스텝 1~4를 춘다. 카운트 "1"에 왼발을 옆으로 놓고 DW를 포인팅 한 상태에서 끝내고, 오른발을 왼발 뒤에 교차시켜 놓고 레프트 휘스크 한다. ; 카운트 "2"에 왼발에 체중을 리플레스한다(여자는 오른발을 앞으로). ; 카운트 "3"에 오른발을 옆으로 그리고 조금 앞으로 디디면서 역LOD 방향의 DW로 포인팅 한다. ; 이 때, 여자는 일직선상에 있다. 그 다음에 계속해서 역LOD 방향의 DW에서 콘트라 첵으로 들어간다. 남자는 스텝 2와 3사이에서 왼쪽으로 1/4턴을 하고 피피 상태로 LOD를 따라서 움직인다.

Q.98 What may precede the Contra Check?
　　　Reverse Turn ; Hesitation Change at a corner ; Double Reverse Spin ; Reverse Pivot ; Fallaway Reverse and Slip Pivot

Q.98 콘트라 첵의 선행피겨는 무엇인가?
　　　리버스 턴 ; 코너에서의 헤지테이션 체인지 ; 더블 리버스 스핀 ; 리버스 피봇 ; 팔러웨이 리버스 앤 슬립 피봇

Q.99 Which precede would you teach first, and why?
　　　(It is up to the candidate to give own preference and reason. One idea is given below) - The Hesitation Change at a corner because there is no rise on the last part of the figure, thus providing a very stable position from which to control the following Contra Check

Q.99 어떤 선행피겨를 먼저 가르치겠는가? 그리고 그 이유는?

(자신이 좋아하는 피겨와 그 이유를 말하는 것은 응시자에 달려 있다. 아래 언급된 것은 하나의 아이디어이다.)- 코너에서 헤지테이션 체인지. 왜냐하면 이 피겨의 마지막 부분에는 라이즈가 없어서 그 다음에 이어지는 콘트라 첵을 조절할 수 있는 알맞은 자세를 제공하기 때문이다.

Q.100 Give the alignment of step 1 of the Contra Check, first as Man, then as Lady?

MAN DW, pointing almost to LOD
LADY DW, feet backing almost to LOD

Q.100 콘트라 첵 스텝 1의 얼라인먼트를 처음에는 남자, 다음에는 여자의 순서로 말하시오.

남자 DW, 거의 LOD 방향으로 포인팅 한다.
여자 DW, 발은 거의 LOD로 등진다.

Q.101 Give two directions in which to take the last step of the Contra Check

Along LOD as given in the chart, or DC if the Man turns to left between 2 and 3

Q.101 콘트라 첵의 마지막 스텝에서 취하는 두 가지 방향을 말해보시오.

차트에 주어진 것처럼 LOD 방향을 따라서, 또는 만약 남자가 스텝 2와 3 사이에서 왼쪽으로 턴한다면 DC를 향한다.

Q.102 Explain the turn used on the Contra Check **for Man and Lady?**

Both Man and Lady will use a body turn to left on step 1 and to the right on step 2. The Man makes no turn on step 3 while the Lady makes 1/4 to right between 2 and 3

Q.102 콘트라 첵에 사용되는 남자와 여자의 턴에 대해 설명하시오.

남자와 여자 모두 스텝 1에서 왼쪽으로 몸을 턴하고 스텝 2에서 오른쪽으로 턴한다. 스텝 3에서 남자는 턴을 하지 않으나 여자는 스텝 2와 3사이에서 오른쪽으로 1/4 턴을 한다.

Q.103 Is the rise used for the Wing and Closed Wing the same?

For Man, yes. (Slight rise on 2 and 3 - NFR), but the Lady will use NFR as she commences to rise at the end of 1 of the Closed Wing because she is stepping back, not forward. (After that it is the same, continue to rise on '2' and up on '3')

Q.103 윙과 클로즈드 윙에서 사용되는 라이즈는 같은가?

남자는 같다.(스텝 2와 3에서 약간 라이즈 한다 - 노풋라이즈), 그러나 여자는 클로즈드 윙 스텝 1의 끝에서 라이즈를 시작할 때 노풋라이즈를 사용한다. 왜냐하면 여자가 후진 스텝을 하고 전진을 하지 않기 때문이다.(이 이후에는 똑같다. 라이즈 계속, 스텝 '3'에서 업)

> ※ 참고 : NFR이란?
> No Foot Rise의 약자이다. Q5 참조.

Q.104 What is the principle difference between the Wing and Closed Wing?

The Wing starts with both Man Lady stepping fwd in PP ; the Closed Wing is commenced with the Man stepping fwd outside partner while the Lady steps back

Q.104 윙과 클로즈드 윙의 근본적인 차이점은 무엇인가?
윙은 남자와 여자 모두 피피 상태에서 스텝을 앞으로 디디면서 시작한다. ; 클로즈드 윙은 여자가 뒤로 스텝 하는 동안, 남자는 아웃사이드 파트너 상태로 전진 스텝을 하면서 시작한다.

Q.105 What differences occur on the Natural Spin Turn when it precedes the Turning Lock to Right?
The Natural Spin Turn will be overturned to end backing the LOD and the Lady will not brush on step 6

Q.105 내추럴 스핀 턴을 터닝 락 투 라이트의 선행피겨로 출 때, 어떤 차이점이 발생하는가?
내추럴 스핀 턴에서 오버턴을 하여 LOD를 등지고 끝난다. 그리고 여자는 스텝 6에서 브러쉬를 하지 않는다.

Q.106   Are the feet positions for Man on the Turning Lock to Right the same as when dancing the Turning Lock?

No. Step 2 will be a looser cross, step 3 is different because it is a small step to side and slightly forward between partners feet, and step 4 is LF diagonally fwd in PP with a left side lead. Normally it is to side and slightly forward with the following step taken outside partner in CBMP

Q.106   터닝 락 투 라이트의 남자 풋 포지션은 터닝 락을 출 때와 똑같은가?

아니오. 스텝 2에서 더 느슨하게 교차를 한다. 스텝 3은 다르다. 왜냐하면 스텝 3에서 파트너의 두발 사이에 작은 보폭으로 옆으로 그리고 조금 앞으로 놓기 때문이다. 그리고 스텝 4에서 레프트 사이드 리딩을 하면서 피피 상태에서 왼발을 다이아거너리 포워드로 딛는다. 보통 이 스텝은 옆으로 그리고 조금 앞으로 딛는다. 이때, 그 다음 스텝은 CBMP에서 아웃사이드 파트너의 상태가 된다.

Q.107   What is the sway on the Turning Lock to Right?

It may be Left, Left, Straight, Straight, Or Right, Right, Straight, Straight

Q.107 터닝 락 투 라이트의 스웨이는 무엇인가?
　　　　왼쪽, 왼쪽, 똑바로, 똑바로, 또는 오른쪽, 오른쪽, 똑바로, 똑바로이다.

Q.108 What timings may be used on the Fallaway Reverse and Slip Pivot?
"1, 2, 3 and" or "1, 2 and 3" (as for the Double Reverse Spin)

Q.108 팔러웨이 리버스 앤 슬립 피봇에서 어떤 타이밍이 사용되는가?
"1, 2, 3 앤드" 또는 "1, 2 앤드 3" (더블 리버스 스핀처럼)

Q.109 What is a Slip Pivot?
　　　　An action commenced in Fallaway Position with the Lady first dancing a pivot to left on her RF turning to face the Man and then Man and Lady dancing a Reverse Pivot together. (The step is a little longer the in the usual Reverse Pivot)

Q.109 슬립 피봇은 무엇인가?

팔러웨이 포지션에서 시작되는 동작이다. 처음 여자가 오른발을 축으로 왼쪽으로 피봇을 춘 후 남자를 보고, 그 다음 남자와 여자 함께 리버스 피봇을 춘다. (이 스텝은 보통 리버스 피봇보다 조금 더 길다.)

Q.110 Dance as Man, The Fallaway Reverse and Slip Pivot **followed by the** Closed Telemark **giving the amount of turn**

Commence to turn to left on 1 1/4 between 1 and 2 1/8 between 2 and 3 body turns less 1/4 between 3 and 4 and a 1/4 on 4 commence to turn to left on 5 just under a 1/2 between 5 and 6 just over 3/8 between 6 and 7 body turns less. (**Note** *when asked this type of question the step numbers may be counted consecutively or you may start again with step 1 of the next figure. Both are acceptable*)

Q.110 남자로 턴량을 말하면서 팔러웨이 리버스 앤 슬립 피봇을 추고, 이어서 클로즈드 텔레마크를 추시오.

스텝 1에서 왼쪽으로 턴하기 시작한다. 스텝 1과 2사이에서 1/4턴. 스텝 2와 3사이에서 1/8턴, 이때 몸은 덜 턴한다. 스텝 3과 4사이에서 1/4턴. 스텝 4에서 1/4턴. 스텝 5에서 왼쪽으로 턴하기 시작한다. 스텝 5와 6사이에서 1/2턴. 스텝 6와 7사이에서 3/8턴을 한다. 이 때 몸을 덜 턴한다. (주의 이런 종류의 질문을 받았을 때 스텝 번호를 연속적으로 말하거나 그 다음 피겨의 스텝 1에서 다시 스텝 번호를 시작해도 된다. 두 방법 모두 받아들여진다.)

Q.111 How does the Sway on a Hover Corte differ to the sway on a Reverse Corte?

The Hover Corte has only one sway. the Reverse Corte has two

Q.111 호버 코르테의 스웨이와 리버스 코르테의 스웨이는 어떻게 다른가?

호버 코르테는 단 한 번 스웨이를 한다. 리버스 코르테는 두 번 한다.

Q.112 How many sways do you use when dancing the Hover Corte **with the extra bar of music?**
Four

Q.112 여분의 음악의 소절에서 호버 코르테를 출 때, 얼마나 많은 스웨이를 사용하는가?
4번

Q.113 What is the Man's footwork on steps 2-5 of the Hover Corte **when the extra bar on music is used?**
Toe of LF with pressure on inside edge of toe RF

Q.113 여분의 음악의 소절이 사용될 때, 호버 코르테의 스텝 2~5에서 남자의 풋 워크는 무엇인가?
오른발 토의 안쪽 모서리로 마루를 누른 상태에서 왼발의 토.

Question & Answer 질문과 해답
Ballrooms - Waltz
모던댄스 편 - 왈츠

2007년	1월	15일		인쇄
2007년	1월	16일		발행

지 음 : Elizabeth Romain 엘리자베스 로메인
옮 김 : 권 순 정 / 이 하 얀 / 김 재 호
발행인 : 임 정 배
발행처 : 정음미디어 / DSI Korea
등록일 : 2006년 6월 26일
등록 : 제 320-2006-52호

주소 서울시 관악구 봉천동 877-1
전화 (代) 02-871-4107   FAX 02-872-5229

정가 13,000원

ISBN 89-958464-2-9   93680